I0425589

APRENDER A MAXIMIZAR O SEU METABOLISMO

PERDER PESO ACELERANDO A QUEIMA DE CALORIAS, PERDER PESO RAPIDAMENTE COM UM METABOLISMO BASAL ULTRA-PODEROSO

Jessy M. Brown

Tabela de Conteúdos

Introdução: Metabolismo

Algumas pessoas pensam no metabolismo como um tipo de órgão, ou uma parte do corpo, que influencia a digestão.

Na verdade, o metabolismo não faz parte do corpo.

Metabolismo é o processo de transformação de alimentos (por exemplo, nutrientes) em combustível (por exemplo, energia). O corpo utiliza esta energia para realizar uma vasta gama de funções essenciais.

Na verdade, a sua capacidade de ler esta página é impulsionada pelo seu metabolismo.

Se não tivesses metabolismo, não serias capaz de te mexer.

Na verdade, muito antes de você

perceber que não podia levantar um dedo do pé ou levantar o pé, seus processos internos teriam parado, porque os componentes básicos da vida - sangue circulante, transformando oxigênio em dióxido de carbono, expelindo resíduos potencialmente letais através dos rins, e assim por diante. - tudo depende do metabolismo.

Embora pensemos em nosso metabolismo como uma única função, é na verdade um termo que abrange todas as funções que estão ocorrendo dentro do corpo. A cada segundo de cada minuto de cada dia de sua vida, numerosas conversões químicas estão ocorrendo através do metabolismo ou do funcionamento metabólico.

De certa forma, o metabolismo tem sido referido como um processo de harmonização que atinge duas funções corporais críticas que parecem discordar uma da outra.

➢ *Anabolismo e catabolismo*

Nossos corpos estão continuamente criando mais células para substituir células mortas ou disfuncionais. Por exemplo, se você cortar seu dedo, seu corpo começa o processo de criação de células da pele para coagular o sangue e iniciar o processo de cura instantaneamente. Este processo de criação é uma resposta metabólica, e é chamado de anabolismo.

Por outro lado, há a atividade exatamente oposta que ocorre em outras partes do corpo. Em vez de construir pilhas e tecidos, o corpo está quebrando abaixo a energia de modo que o corpo possa funcionar.

Por exemplo, à medida que faz exercício, a sua temperatura corporal aumenta e a sua frequência cardíaca aumenta. Quando isto acontece, o seu corpo necessita de mais oxigénio, por isso a sua respiração aumenta. Se o seu corpo não se conseguisse adaptar a este aumento da necessidade de oxigénio, entraria em colapso. E tudo isto requer energia adicional.

Assumindo que você não está exagerando, seu corpo vai começar a transformar alimentos em energia em um processo metabólico chamado catabolismo.

Seu metabolismo é um processo constante que funciona de duas maneiras aparentemente opostas: o anabolismo usa energia para criar células e o catabolismo quebra células para criar energia.

O metabolismo é um harmonizador. Reúne duas funções aparentemente opostas, e fá-lo de uma forma óptima que permite ao corpo criar células conforme necessário, e decompô-las, novamente conforme necessário.

Metabolismo e perda de peso

Comecemos pelas calorias: *O que são calorias?*

Calorias são simplesmente unidades de medida, não coisas reais. São rótulos como uma polegada que realmente não é nada, mas medem a distância entre dois pontos.

Então, *o que medem as calorias?*

Resposta: *Energia.*

Seu corpo cria energia a partir dos alimentos que você come, sejam eles saudáveis ou não. Crie energia a partir de frutas e vegetais usando o mesmo processo que você usa para criar energia a partir de barras de chocolate e doces.

Embora você saiba que é melhor para seu corpo começar a energia das frutas e dos vegetais, seu corpo não avalia o alimento. Cria energia a partir do que quer que a alimentemos.

Parece estranho, mas o corpo não se importa. Para o corpo, energia é energia. Você necessita o que quer que você pode começar, e você realmente não sabe que alguns alimentos são mais saudáveis do que outros. É como um triturador de lixo: leva o que se põe no chão, quer caia ou não.

Vamos aplicar isto ao corpo e ao ganho de peso. Quando o corpo recebe uma caloria deve fazer algo com essa energia. Se uma cenoura adiciona 100 calorias ao seu corpo, você tem que aceitar essas 100 calorias. O mesmo vale para as 200 calorias de barras de chocolate e doces.

O corpo faz uma de duas coisas com energia, ou metaboliza-a através do anabolismo, ou metaboliza-a através do catabolismo. Ou seja, ou converte energia (calorias) em células/tecidos, ou usa essa energia (calorias) para decompor as células.

Quando há um excesso de energia, e o corpo não pode usá-la para satisfazer as necessidades do momento, ele será forçado a criar células com essa energia extra. Ele tem de o fazer.

Você não necessariamente quer, mas depois de perceber que a energia não pode ser usada para fazer nada (como exercícios de ajuda ou digerir alimentos), você tem que transformá-la em células através do anabolismo.

E aquelas células extra? Sim, você adivinhou: mais peso.

No short, a edição inteira do ganho do calorie/metabolism/weight do calorie é realmente sobre a energia adicional. Quando há demasiadas calorias no corpo, transformam-se em gordura.

Às vezes, essas calorias extra transformam-se em músculos. De facto, os músculos necessitam de calorias para manter a sua massa, pelo que as pessoas com tonificação muscular forte queimam calorias sem fazer nada; o seu metabolismo queima-as por elas.

Esta é a principal razão pela qual o exercício e a construção do músculo magro são parte de um programa geral para impulsionar seu metabolismo. O músculo mais magro que você tem, mais lugares o excesso de calorias pode ir antes que se transformem em gordura.

➢ *Algo a mais sobre as células adiposas*

Há um rumor desagradável de que as células gordas são permanentes. Infelizmente, o rumor é verdadeiro. A maioria dos especialistas concorda que uma vez que as células de gordura são criadas, elas são permanentes. Mas isto não significa pessimismo para aqueles de nós que poderiam suportar perder algumas libras. Embora os especialistas acreditem que as células de gordura são permanentes, eles também concordam que as células de gordura podem ser reduzidas. Portanto, mesmo que o número de células adiposas no seu corpo permaneça o mesmo, o seu tamanho, aparência e percentagem do seu peso total podem ser reduzidos.

Dicas e técnicas

É provável que tenhas tentado aumentar o teu metabolismo pelo menos uma vez na vida. Talvez você não tivesse certeza do que era um metabolismo, ou não soubesse como atingir seus objetivos.

Talvez tenhas começado um programa rigoroso de jogging e exercícios de tonificação muscular. Ou, ele começou a comer várias porções pequenas por dia, em vez de três porções grandes e tradicionais. Talvez tenhas começado a tomar todos os tipos de suplementos que prometiam aumentar o teu metabolismo.

O problema é que todos estes métodos podem funcionar.

O exercício, comer estrategicamente, e certificar-se de que seu corpo tem suplementos adequados para o catabolismo são três das muitas idéias da peso-perda que são geralmente boas.

Então, qual é o problema?

O problema é que muitos de nós não temos uma verdadeira compreensão científica do que, como e porque estes métodos estimulam o metabolismo.

Por exemplo, uma pessoa pode iniciar um programa de exercícios vigoroso que inclua movimentos aeróbicos cardiovasculares significativos, como jogging ou ciclismo. Após uma semana, essa pessoa pode notar uma perda de peso.

Mas isto deve-se a um aumento do metabolismo? Talvez sim, talvez não. Pode ser devido à perda de água através da transpiração que não foi devidamente substituída? Talvez sim, talvez não.

Muitas pessoas arriscam sua saúde porque não entendem as dicas, estratégias e técnicas para melhorar seu metabolismo. A popular e amplamente respeitada publicação online i-Village destaca 11 formas principais de acelerar o metabolismo. Para facilitar a sua apresentação e discussão aqui, pegámos nestas 11 ideias-chave e dividimo-las em 3 grandes categorias:

- ✓ Exercício
- ✓ Estilo de vida
- ✓ Dieta

Ao passar por cada um dos 11 pontos-chave, você notará que há alguma sobreposição entre eles. Por exemplo, é difícil imaginar que a introdução do exercício na sua vida não seja uma escolha de estilo de vida.

Não fique preso nas categorias; elas são fornecidas apenas para ajudar a organizar esses pontos, e para ajudá-lo a se referir a eles facilmente no futuro. O importante é entender cada um dos 14 pontos e avaliar como você pode integrá-los de forma responsável em sua vida.

Exercícios

O exercício é uma parte importante para estimular o seu metabolismo e queimar calorias.

A menos que nasça com um desses metabolismos invulgarmente activos, que lhe permite comer milhares de calorias por dia sem ganhar peso, você é como a grande maioria de nós que precisa de dar um pequeno pontapé nos nossos metabolismos.

O exercício cardiovascular (aeróbico) é uma parte importante para estimular o seu metabolismo. O aumento da frequência cardíaca, da circulação sanguínea, da temperatura corporal, da ingestão de oxigênio ou da troca de dióxido de carbono enviam mensagens ao seu sistema metabólico para iniciar o catabolismo (quebrando as células e usando-as como fonte de energia).

➢ *Construir músculo*

Muitas pessoas, especialmente mulheres, são muito desconfiadas sobre um regime de exercícios que pode levar ao desenvolvimento muscular. Há uma percepção que o edifício do músculo conduz à massa do músculo, e dentro de um curto espaço de tempo, você olhará como um bodybuilder.

Contanto que as mulheres não estejam suplementando seus workouts com suplementos específicos do músculo-construção, não há nenhuma necessidade preocupar-se, porque construir o músculo magro não os fará mais volumosos.

Mas porquê preocupar-se em construir músculo em primeiro lugar?

Porque um quilo de músculo queima mais calorias do que um quilo de gordura. Por isso, quanto mais músculos tiveres, mais calorias queimas. Nem sequer tens de fazer nada. Você vai simplesmente queimar mais calorias, porque o músculo requer um maior investimento de energia.

Mas se você construir o músculo e, em seguida, deixá-lo sem exercitar-se, ao longo do tempo, as fibras musculares enfraquecer e você vai perder essa fábrica maravilhosa que queima calorias.

> ### *Intervalo de treinamento*

O princípio básico da perda de peso por trás do exercício é o catabolismo.

Essencialmente, se você pode projetar seu corpo para exigir mais energia, seu corpo vai cumprir quebrar as células para entregá-lo. E o processo de metabolismo queima calorias.

Então, com base nessa lógica, o treinamento intervalado se encaixa no plano geral. O treinamento com intervalo é simplesmente adicionar um componente de queima de alta energia ao seu plano de exercícios com pouca frequência, ou em intervalos.

Por exemplo, se você pode correr por 20 minutos a cada dois dias, você está aumentando seu metabolismo e queimando calorias/energia. Mas você pode realmente queimar desproporcionalmente mais calorias se, durante esses 20 minutos de jogging, você adicionar um sprint de 30 segundos ou 1 minuto.

Porquê? Porque durante estes 30 segundos ou 1 minuto, dás um pequeno abanão ao teu corpo.

Não é um tremor insalubre, mas o suficiente para o teu corpo ter de virar as coisas de pernas para o ar. E para compensar as suas necessidades adicionais de energia, o seu corpo queimará mais calorias.

O treinamento com intervalo só funciona quando se trata de treinamento com intervalo. Os benefícios que você desfruta como resultado do treinamento de intervalo são principalmente devido ao fato de que seu corpo de repente precisa encontrar mais energia.

À medida que progredia e satisfazia as suas necessidades energéticas durante o exercício cardiovascular, de repente precisa de se agarrar a outra coisa durante 30 segundos ou um minuto; e nesse período, estimulará ainda mais o seu metabolismo.

Se decidisse prolongar o seu sprint de 30 segundos ou 1 minuto para um sprint de 20 minutos, simplesmente não experimentaria todos os benefícios.

Sim, o seu corpo consumiria mais energia se se estendesse à gama mais elevada da sua zona de treino aeróbico. Mas o teu corpo não terá necessariamente aquele choque que só vem do treino intervalado.

Então lembre-se: seu objetivo com o treinamento de intervalo é dar ao seu corpo uma sacudidela saudável onde ele de repente diz a si mesmo:

"Whoa! Precisamos de mais energia aqui rapidamente, essa pessoa aumentou sua freqüência cardíaca de 180 batimentos por minuto para 190 batimentos por minuto. Nós vamos a qualquer célula disponível, como aquelas células gordas na cintura, e nós quebramo-las abaixo através do catabolismo de modo que esta pessoa possa começar a energia que necessita.

O treino com intervalo pode durar mais de 30 segundos ou um minuto. Alguns especialistas sugerem que você pode usar o treinamento de intervalo por 30-40 minutos, dependendo do seu estado de saúde e da aparência do seu regime de exercício global.

A razão pela qual nos concentramos em um tempo de 30 segundos a 1 minuto é simplesmente para que você entenda claramente que o treinamento de intervalo é uma espécie de mini treinamento dentro de um programa de treinamento.

E, como sempre, não exagere no seu treino de intervalo. Seu objetivo aqui é ser mais saudável e mais forte, e perder peso nesse processo.

Você não ganha nada se você correr tão rápido ou andar de bicicleta tão duro durante o treinamento em intervalos que você se machucar. No fato, minará sua própria saúde e você pode ter que parar de exercitar-se quando os músculos rasgados ou outros ailments heal.

Variedade de exercícios

Existem algumas formas fáceis de adicionar variedade ao seu programa de exercícios. Para além do treino intervalado, pode dividir uma rotina mais longa em partes mais pequenas.

Por exemplo, em vez de se comprometer com um treino de 1x1 hora por dia, pode ser dividido em treinos de 2x30 minutos; ou mesmo treinos de 3x20 minutos.

Você também pode obter exercício extra em sua rotina diária, fazendo coisas como tomar as escadas em vez do elevador. Ou começar o dia com uma caminhada rápida em vez de um café e jornal. Em vez de estacionar perto da entrada de um edifício, estacione o mais longe possível e caminhe.

Todas estas dicas fornecem dois

benefícios que estimulam o metabolismo.

Primeiro, podes tornar o exercício mais divertido. Embora seja importante ter uma rotina de exercícios, não é uma boa ideia ter uma rotina de exercícios chata, porque assim as chances de parar são muito maiores.

Portanto, adicionar estes novos elementos ao seu compromisso de exercício geral simplesmente ajuda a encorajá-lo a manter o programa. E uma vez que o exercício é uma parte essencial para estimular o seu metabolismo, qualquer técnica ou conselho que ajude a continuar a exercitar-se a longo prazo é um conselho sensato.

O segundo benefício importante da variedade em seu programa de exercícios nos leva de volta ao conceito de treinamento com intervalo, discutido acima.

Quando você adiciona variedade ao seu treino, seu corpo não pode entrar em uma ranhura. Lembre-se, o corpo é um trabalho notável, e você sempre se esforçará para fazer as coisas de forma eficiente.

Naturalmente, o estado geral de sua saúde, que pode ser influenciado pela genética e outros fatores além de seu controle, terá um papel importante na eficiência de seu corpo.

Mas não importa como seu corpo está unido, você quer fazer as coisas da maneira mais eficiente possível. Então, quando você começa a se exercitar, seu corpo desenvolve uma expectativa de produção de energia. Ele não o faz para ser preguiçoso, fá-lo porque é eficiente. Se o seu corpo começa a prever que precisa de uma certa quantidade de energia para completar uma corrida de 20 minutos, mas depois corre durante 2 minutos, seguidos de 5 minutos de caminhada, 2 minutos de jogging e 1 minuto de corrida a toda a velocidade, o seu corpo pode necessitar de uma grande quantidade de energia para o ajudar a conseguir isto.

Como resultado, você pode ficar sem fôlego ou cansado enquanto seu corpo se esforça para atender a essa demanda aumentada. Naturalmente, o catabolismo estará envolvido e o metabolismo do seu corpo aumentará.

Mas ao longo do tempo, talvez um mês ou mais, o seu corpo irá simplesmente tornar-se mais eficiente. Tornar-se-á mais forte e será capaz de satisfazer as suas necessidades energéticas de forma muito mais eficiente. A sua saúde melhorou e o seu corpo tem de trabalhar menos para satisfazer as suas necessidades energéticas.

Ironicamente, isso pode realmente obscurecer seus esforços para estimular o metabolismo, porque você quer que seu corpo comece o processo de catabolismo, mas se seu corpo está trabalhando eficientemente, ele não vai cavar em suas reservas (por exemplo, células de gordura), a fim de fornecer-lhe a energia que você precisa.

O truque é manter a variedade nos treinos. Muitas pessoas escolhem a formação cruzada. Destina-se a diferentes grupos musculares, mas evita que o seu corpo encontre um sulco através do qual tentou ajudá-lo a abrandar o seu metabolismo.

Lembra-te, o teu corpo não lê livros como este. Não é necessário, e ele não se importa. Não fazes ideia de que um metabolismo mais rápido é "bom" ou "mau".

Seu estilo de vida

Equilibrar trabalho, família, hobbies e outros compromissos muitas vezes significa que o nosso estilo de vida não é tanto uma escolha, mas uma necessidade, mas podemos fazer pequenas coisas que ajudam a acelerar o nosso metabolismo.

Conhece pessoas que escolhem cuidadosamente refeições com baixo teor de gordura e baixas calorias, são muito disciplinadas quando se trata de resistir ao bolo de nozes especial do Chef para a sobremesa, e ainda pedir um copo ou dois de vinho com a sua refeição?

Estas pessoas estão a minar os seus esforços para estimular o seu metabolismo.

Estudos mostram que o consumo de álcool com as refeições estimula o excesso de alimentação, o que significa mais calorias que precisam ser queimadas ou transformadas em gordura.

Muitas pessoas simplesmente não sabem que muitas bebidas alcoólicas estão carregadas de calorias, quase tanto quanto refrigerantes açucarados.

Uma garrafa de cerveja ou um cocktail são algumas centenas de calorias. O vinho é menos, mas ainda assim adiciona a sua quantidade de calorias. O conselho aqui não é parar de beber álcool completamente, mas estar ciente de que você está adicionando a sua ingestão de calorias.

> ***Descanso***

A maioria de nós não tem tanto controlo sobre a quantidade de sono como devia. Trabalho, família, educação, tarefas domésticas e muitas outras tarefas podem literalmente nos impedir de dormir o tempo que precisamos.

Os especialistas dizem-nos que dormir o

suficiente melhora o metabolismo. As pessoas que estão constantemente privadas de sono geralmente descobrem que têm menos energia para realizar suas atividades diárias e regulares.

Como resultado, pessoas privadas de sono muitas vezes reduzem seu próprio metabolismo. Eles simplesmente não têm a força para quebrar alimentos de forma eficiente, particularmente carboidratos. Este é um tópico muito difícil, porque muitas pessoas só conseguem encontrar tempo para se exercitar tomando emprestado o seu tempo de descanso.

Por exemplo, depois de um longo dia de trabalho e lidando com compromissos familiares e domésticos, uma pessoa pode descobrir que o único momento em que tem de se exercitar é à noite. Então o que deve ele fazer?

Em última análise, é uma questão de equilíbrio. Naturalmente, se você está disposto a se exercitar e seu médico concorda que é saudável para você, então você não vai ficar em forma dormindo ao invés de se exercitar.

No entanto, se você roubar tempo do seu sono para se exercitar, você pode realmente fazer mais mal do que bem, porque no dia seguinte, você não terá energia suficiente para digerir o que você come. A resposta a este círculo vicioso está em equilíbrio.

Não tens de fazer exercício todas as noites. Ou talvez você possa integrar um treino em sua vida durante o dia, talvez na hora do almoço ou logo após o trabalho.

A maioria dos ginásios são abertos muito cedo, alguns até estão abertos 24 horas por dia. Você pode também começar algum equipamento da aptidão para seu repouso e exercício lá.

Se você acha que tem dificuldade em dormir, isso também pode afetar negativamente a velocidade do seu metabolismo, porque você não terá energia suficiente no dia seguinte. Insônia e outros distúrbios do sono são problemas muito comuns.

Algumas dicas não médicas para o ajudar a adormecer incluem:

- Não comas tarde da noite.
- Tente beber leite quente antes de ir para a cama.
- Não ligue a TV à noite
- Tente yoga ou outras práticas para aliviar o stress.
- Tente tomar um banho quente antes de ir para a cama.
- Não se exercitar perto da hora de dormir, seu corpo pode estar tão energizado que você não quer dormir.

Você deve aprender a relaxar

Notámos brevemente o yoga na lista de Coisas a Fazer acima, e isso leva-nos a outra influência chave do seu metabolismo, o stress.

Especialistas acreditam que o estresse pode enviar sinais indesejados para nossos corpos, sinais que levam a um metabolismo mais lento. Essencialmente, quando o corpo está sob estresse constante, ele libera hormônios de estresse que inundam o sistema. Estes hormônios de estresse realmente dizer ao corpo para criar células de gordura maiores no abdômen. O resultado pode ser ganho de peso e metabolismo mais lento.

Alguns aliviadores de stress fáceis são:

- ✓ Caminhe mais
- ✓ Ouvir música relaxante

- ✓ Meditar
- ✓ Praticar yoga
- ✓ Coma alimentos não estimulantes (por exemplo, sem cafeína, sem açúcar, etc.).
- ✓ Recentrar-se no autoestresse e no desestresse

Portanto, há um relacionamento entre a quantidade de estresse que você experimenta e sua capacidade de quebrar as células e perder peso.

Se você não quiser relaxar porque você não tem tempo, sua vida forçada está jogando provavelmente um papel em seu ganho do peso ou em sua inabilidade perder o peso.

➢ *Só para mulheres*

Os cientistas determinaram que o período de 2 semanas antes da menstruação é um período de queima de gordura de primeira classe. Estudos australianos mostraram que as mulheres foram capazes de queimar até 30% mais gordura nas duas semanas anteriores ao seu período.

Neste momento, a produção de estrogênio e progesterona do corpo feminino está em um pico histórico. Porque estes hormônios dizem ao corpo para usar a gordura como fonte de energia, o exercício durante este tempo pode realmente valer a pena. O corpo estará inclinado a procurar células gordas para catabolismo.

Não odeies calorias

A palavra caloria tem uma má reputação. Nós somos enfrentados constantemente com os alimentos que são baixos nos calories ou reduzidos nos calories.

As calorias provenientes do bolo são calorias vazias, o que significa que não há nenhum valor nutricional real que o seu corpo possa extrair e aproveitar. Mas, em termos gerais, não é sensato que o seu metabolismo se torne um evasor de calorias.

Se de repente diminuir a quantidade de calorias que come, o seu corpo não tentará fazer mais com menos. Não causará necessariamente catabolismo e, portanto, reduzirá o peso e as células adiposas. Em vez disso, o seu corpo vai tentar mantê-lo vivo, diminuindo o seu metabolismo. Ele só vai acreditar que algo está errado, talvez você esteja preso em algum lugar sem comida, e ele vai começar a ficar realmente barato com energia.

Então, qual é o resultado final? Se o seu corpo precisa de 2000 calorias por dia para sobreviver, e de repente dá-lhe apenas 1000, você não vai começar a queimar 1000 calorias de células que você tem em torno de mentir em seu amor alças.

Em vez disso, o teu corpo vai abrandar o teu metabolismo. Você vai realmente tentar obter o máximo de energia dessas

1000 calorias como você pode, porque você não quer desperdiçar nada.

Vai sentir-se mais cansado porque o seu corpo está a ser tão ganancioso com energia e vai dedicar a sua ração de 1000 calorias a sistemas essenciais como o fornecimento de sangue e oxigénio.

Metabolicamente, você não vai queimar calorias extras. Na verdade, você pode ganhar peso reduzindo drasticamente sua ingestão de calorias.

O outro lado da moeda é que você deve consumir uma entrada caloric diária que seja proporcional a seu tamanho do corpo, tipo e objetivos da perda do peso.

Uma vez que você determina a quantidade de calorias que você precisa, você pode fornecê-las ao seu corpo através de calorias saudáveis e eficientes. Por exemplo, se seu corpo necessita 1500 calories por o dia, e uma fatia dobro do bolo do chocolate fornece 500 deles, você pode ver que comer apenas uma fatia ocupará um terço de suas necessidades diárias do calorie, e aquele não é bom.

Por outro lado, você pode ver que beber um saboroso fruto de baga feito com iogurte e nozes pode entregar metade das calorias, mas fornece nutrientes essenciais, vitaminas e outros elementos que seu corpo precisa para fazer seu trabalho de forma saudável.

Comer várias vezes durante o dia

Após a discussão sobre calorias, também é útil ter em mente que comer frequentemente durante o dia pode ser muito bom para estimular o metabolismo. Há algumas razões para isso.

A primeira razão é que as pessoas que tendem a comer durante todo o dia fazem consideravelmente menos snacks. Como resultado, eles tendem a evitar batatas fritas ou barras de chocolate que poderiam comer se tivessem fome de repente.

Os povos que comem todo o dia não tendem a experimentar dores severas da fome porque têm um fluxo constante do alimento que entre no corpo.

A segunda razão é que, ao comer todo o dia, você está constantemente mantendo seu metabolismo em movimento. É como ter um gerador sempre a funcionar. Vai usar mais electricidade do que se a ligasses três vezes por dia.

Se você planeja comer mais frequentemente, você deve manter um diário de alimentos que registra o que você come e bebe durante todo o dia.

Você deve saber os níveis do calorie de o que você come as well as valores nutritivos totais.

Concentrarmo-nos apenas nas calorias é metade do trabalho. Você precisa ter certeza de que está comendo proteínas, carboidratos, gorduras insaturadas e outras vitaminas e minerais que seu corpo precisa para funcionar em níveis ótimos.

> ### *Coma mais cedo*

O pequeno-almoço é a refeição mais importante do dia para estimular o seu metabolismo e ajudá-lo a perder peso. Os comedores de café da manhã são muito menos inclinados a comer lanches durante toda a manhã. Naturalmente, se você estiver comendo com mais frequência, você ainda pode comer algo entre o café da manhã e o almoço.

Estudos têm demonstrado que o metabolismo diminui durante o sono e normalmente não funciona novamente até que você coma. Portanto, começar o dia com o pequeno-almoço é como iniciar o metabolismo. Na verdade, você vai queimar mais calorias ao longo do dia, simplesmente tomando café da manhã.

Lembra-te, enquanto tomas o pequeno-almoço, controla as porções e o conteúdo. Você não quer comer ao ponto de estar completamente cheio, porque você quer comer o dia todo e não será capaz de comer se estiver cheio.

Ao mesmo tempo, tenha cuidado com os pequenos-almoços ricos em gordura. Estudos mostraram que os pequenos-almoços com elevado teor de gordura, como os que incluem bacon e salsichas, não só adicionam muitas calorias, como também o fazem passar fome de novo, muito em breve. Além de ter ingerido uma grande quantidade de gordura e calorias, normalmente terá fome novamente em poucas horas.

Alternativamente, cafés da manhã ricos em fibras levam mais tempo para digerir e, portanto, o corpo não terá fome novamente por algum tempo.

Isto é algo para se ter em mente; e pode explicar por que muitas pessoas que tomam café da manhã têm fome dolorosa na hora do almoço. Não é o seu "metabolismo hiperactivo" no trabalho, é o elevado teor de gordura, que foi rapidamente digerido.

Proteína

Estudos têm mostrado que ter a quantidade certa de proteína no seu sistema pode realmente aumentar a velocidade do seu metabolismo. Requer mais energia para decompor as proteínas do que muitos outros alimentos. Quanto mais tempo demorar o seu corpo a decompor as proteínas, mais calorias irá usar.

Pessoas diferentes requerem quantidades diferentes de proteínas diariamente. Aqueles que exercitam e constroem músculos normalmente precisam de mais do que a quantidade média.

O Guia Alimentar USFDA sugere cerca de 50 gramas de proteína por dia para um adulto razoavelmente activo.

Tenha em mente que algumas fontes de

proteína também são fontes de gordura. Os hambúrgueres Fast food podem fornecer até 20 gramas de proteína, mas também fornecem uma grande quantidade de gordura, tornando-os quase nutricionalmente inúteis. Certifique-se de que a sua fonte de proteína vem de proteína magra. Normalmente, a proteína de alguns peixes e galinhas é magra.

Se você é vegetariano, ou apenas procura alternativas de proteína magra sem carne, queijo magro, legumes (lentilhas) e iogurte são boas fontes. Basta verificar os rótulos dos alimentos para determinar se a fonte de proteína é magra ou gorda.

➤ *Hidratos de carbono*

Quando o corpo digere hidratos de carbono, precisa de picos de insulina. Quando a insulina é liberada no sistema, ela promove o armazenamento de gordura e alguns especialistas acreditam que ela também retarda a taxa metabólica.

Os bons tipos de carboidratos para comer são aqueles que são ricos em fibras e aqueles que vêm de fontes de frutas e vegetais. Essas fontes de carboidratos não têm um índice glicêmico alto, portanto não causam um aumento nos níveis de insulina e, portanto, não promovem o armazenamento de gordura.

Conclusão

Parabéns. Parabéns. Você sabe mais sobre metabolismo e como aumentar a taxa metabólica do que a maioria das pessoas. Você aprendeu que o metabolismo é um processo e não uma parte real do corpo.

Ele harmoniza duas funções essenciais do corpo: converter alimentos em células/tecidos e quebrar as células para fornecer energia. Aprendemos que o primeiro processo é conhecido como anabolismo, e o segundo como catabolismo.

De facto, é este último processo que influencia a nossa capacidade de perder peso e evitar que volte a aumentar.

E além dos fundamentos biológicos, aprendemos também os 3 aspectos integrados da aceleração do metabolismo e perda de peso, exercício, estilo de vida e dieta. E dentro de cada uma destas 3 categorias havia um total de 11 formas importantes, práticas e bastante fáceis de estimular o seu metabolismo.

Agora é a hora de agir. O próximo passo para estimular o seu metabolismo é consigo. Boa sorte, divirta-se e desfrute de uma vida melhor e mais magra.

Basta lembrar que tudo não vai acontecer da noite para o dia e que vai levar tempo até que você veja uma mudança em sua vida para melhor.

Agora sim, desejo-lhe o melhor em seus resultados, e lembre-se, tudo é prático; teoria sem ação não tem utilidade para você. Traz tudo o que se aprende para a vida real.

Um grande abraço, o teu amigo Jessy!

By the way, quando você conseguir seus resultados pouco a pouco, eu recomendo-o altamente, se você quiser aprender muito mais sobre os métodos de perder peso, meu livro sobre "COMO PERDER 10 LIVROS DE PESO EM 10 DIAS RÁPIDAS", é um livro que eu tenho certeza que vai ajudá-lo muito no seu caminho para "boa saúde".

Sem mais delongas, você pode encontrá-lo no motor de busca da Amazônia, como: "Como perder 10 libras de peso em 10 dias rapidamente" ou procurando meu nome, como: "Jessy M. Brown".... Mais uma vez, desejo-lhe sucesso nos seus resultados!